Karl Heinrich Bauer
1890-1978

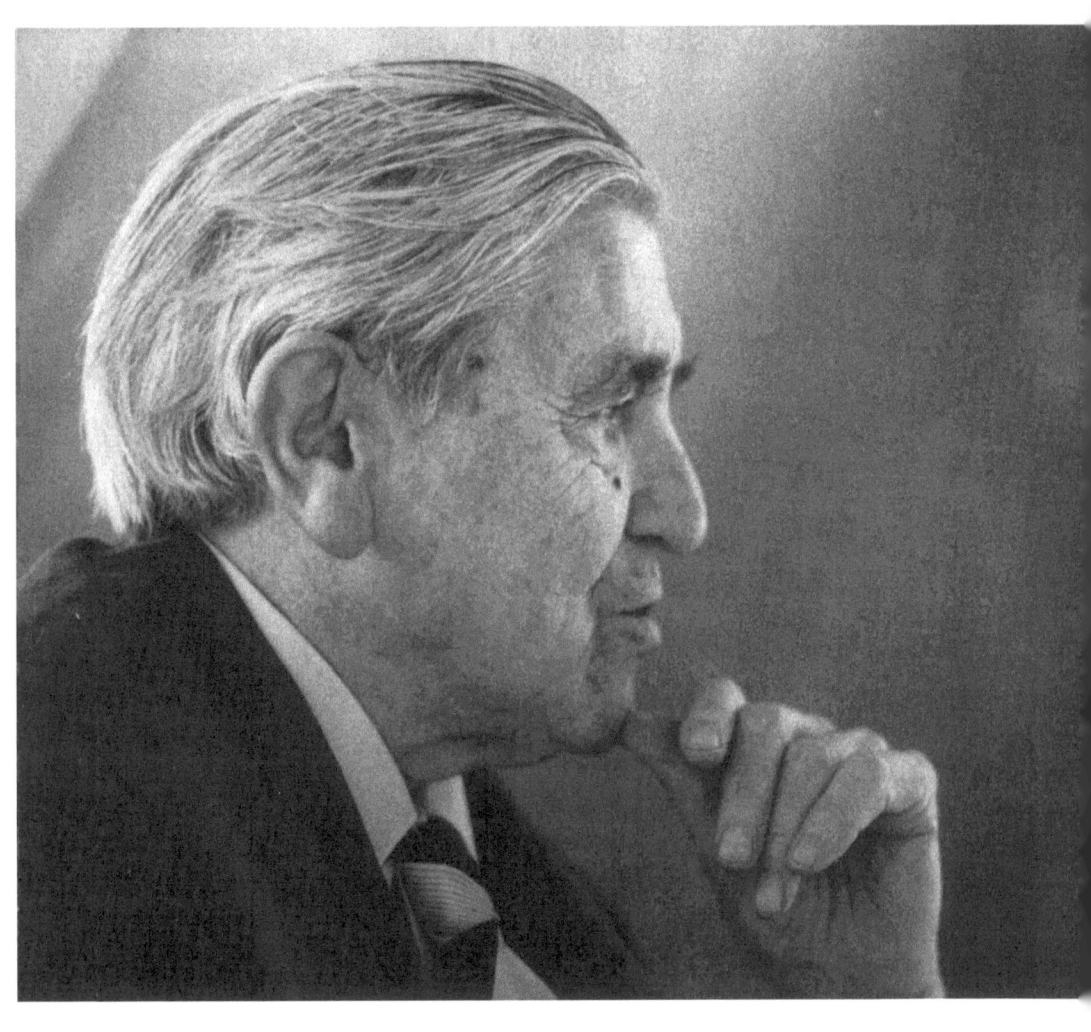

KARL HEINRICH BAUER

WORTE ZU SEINEM GEDENKEN

Ansprachen, gehalten am 12. Juli 1978

Herausgegeben von Prof. Dr. Wilhelm Doerr und Prof. Dr. Dres. h. c. Fritz Linder

ISBN 978-3-662-37215-9   ISBN 978-3-662-37938-7 (eBook)
DOI 10.1007/978-3-662-37938-7
© Springer-Verlag Berlin Heidelberg 1978
Frontispiez K. H. Bauer 1978 (Foto Volker Ranke, München)
Gesamtherstellung: Brühlsche Universitätsdruckerei, Lahn-Gießen
Ursprünglich erschienen bei Springer-Verlag Berlin Heidelberg New York 1978

Günther Bornkamm
7
Günter Quadbeck
11
Helmut Engler
13
Karl Korz
15
Wilhelm Doerr
17
Dietrich Schmähl
21
Edgar Ungeheuer
23
Alfred-Nikolaus Witt
27
Henry Albers
29
Fritz Linder
32
Curriculum vitae
35

Prof. Dr. Günther Bornkamm, DD
Trauerpredigt

Alles was uns, am Sarge Karl Heinrich Bauers versammelt, bewegt, wollen wir unter ein Gebetswort des 31. Psalms stellen:
Ich aber, Herr, hoffe auf dich und spreche:
Du bist mein Gott! Meine Zeit steht in deinen Händen.
Laß leuchten dein Antlitz über deinen Knecht;
hilf mir durch deine Güte! (Ps. 31, 15–17)
Es ist das Vorrecht und die Gnade des Glaubens, zu dem auch der Entschlafene sich bis zu seinem Ende bekannt hat, daß wir jetzt, da wir ihn zu seiner letzten Ruhe geleiten wollen, nicht auf unsere eigenen wohlgemeinten, aber angesichts des Todes doch immer unzulänglichen Gedanken und Worte angewiesen sind, sondern uns an das Wort eines andern, des Schöpfers und Herrn über Leben und Tod, halten dürfen. Er spricht uns das rechte Wort vor und ruft uns dazu auf, in das Gebet des Psalmisten mit einzustimmen. Nicht daß uns darin Trauer und Schmerz, Bewunderung und Dank angesichts dieses wie nur selten erfüllten und vollendeten Lebens verwehrt würden. Sie bewegen vor allem Sie, liebe Angehörige, seine Gattin und Weggefährtin über mehr als fünfzig Jahre, seine Kinder und Enkel. Aber weit darüber hinaus die unendlich vielen, die mit Ihnen trauern, seine Mitarbeiter und Patienten, seine Schüler, Kollegen und Freunde in der Chirurgischen Klinik, in dem von ihm gegründeten Deutschen Krebsforschungs-Zentrum, im Umkreis unserer Universität und wo immer er mit dem ganzen Einsatz seiner Kraft gewirkt hat. Doch würden Trauer und Bewunderung den Cantus firmus ver-

fehlen, der dieses erstaunliche Leben durchklungen hat, und jedes Wort würde nichtig und schal, wenn wir Trauer und Bewunderung nicht fest einbinden in das unser Denken und Sinnen weit übersteigende Zeugnis der Hoffnung und der Gewißheit des Glaubens, zusammengefaßt in dem Wort unseres Psalms: ›Du bist mein Gott! Meine Zeit steht in deinen Händen‹.

Haben wir es wohl bemerkt, unser Psalm ist kein rückwärts, nur auf die Vergangenheit gerichtetes Gedenkwort. Fast will es scheinen, als ob der Beter dieses Psalms mit seinem ersten Wort: ›Ich aber hoffe auf dich und spreche...‹ sich von allen Gedanken, die nur der Vergangenheit nachhängen, abkehrte und abstieße und sich ganz der Gegenwart und der Zukunft, die keine Grenze mehr kennt, zuwendete, wie denn wirklich kein einziges Wort in diesem Gebet von Vergangenem und Versunkenem redet, sondern nur von dem, was jetzt und für immer gilt und gelten soll: Ich hoffe auf dich, du bist mein Gott, meine Zeit steht in deinen Händen, laß leuchten dein Antlitz über deinen Knecht.

Doch sind wir mit alledem ja nicht zum Vergessen aufgerufen, sondern dazu, auch unser Gedenken vor Gott zu bringen und das, wovon wir für Menschenaugen unwiderruflich Abschied nehmen und was wir meinen verloren zu haben, von Gott in rechter und neuer Weise wieder zu empfangen.

Es wäre, liebe Anwesende, weder im Sinn unseres Psalms noch der Natur und dem Wesen des von uns Gegangenen gemäß, wenn wir aus dem vernommenen Wort: ›Meine Zeit steht in deinen Händen‹ nur heraushörten, daß unserer ob kurz oder lang bemessenen Lebenszeit eine *Grenze* gesetzt ist. Für diese schlichte Wahrheit brauchten wir das Gebet dieses Psalms nicht. Wie auch immer wir uns mit diesem Gesetz des Lebens abfinden, dem der Mensch in Solidarität mit allen anderen Kreaturen untersteht, auch wenn der Mensch diese Grenze seines Daseins anders erlebt und erfährt, wir alle wissen um sie, und vollends der Arzt hat sie täglich vor Augen.

Auch der Entschlafene hat sie unvertretbar für sich selbst in seinen letzten Wochen erfahren: in Träumen und Gedanken – in bewegenden Bildern, die immer erneut um das Gerüstetsein eines

Reisenden für den Grenzübergang in ein anderes Land kreisten. – Gleichwohl war ihm die befristete Zeit seines Lebens *zuerst und zuletzt die ihm von Gott geschenkte und gewährte Zeit,* die es galt, bis zum äußersten auszukaufen und zu nutzen, früher in der unermüdlichen Fürsorge des Arztes für seine Kranken und noch im Krankenstuhl, als seine Kräfte schwanden, im nicht aufgebenden Kampf des Forschens und Führens wider die Mächte des Todes und der Lebenszerstörung. Mancher hat es vielleicht erst in diesen Tagen erfahren, andere wußten es längst und werden es nicht vergessen, daß er die schwere Krankheit, die ihn schon vor Jahrzehnten (1946) im besten Mannesalter überfiel, als eine Herausforderung und als Auftrag annahm, fortan ihrer Bekämpfung seine ganze damals ihm wiedergeschenkte Schaffenskraft zu widmen und sie für mehr als dreißig Jahre in tätige Hilfe an anderen umzusetzen. Wer ihn kannte, weiß, mit welcher Vitalität und Schonungslosigkeit gegen sich selbst er diesen Auftrag zur Tat werden ließ und seine Zeit genutzt und ausgekauft hat; welche Kraft des Geistes, des Wortes und der Tat ihm dafür gegeben und – wenn es sein mußte – welche Zähigkeit und Beharrlichkeit ihm darin eigen war. Zu eigen war ihm in dem allen auch eine große Einfachheit, die nicht lange bei sich selbst verweilt, sondern zur Tat drängt – sichtlich ein Grundzug seines Wesens, verbunden mit einer ungebrochenen Freude am Wirken und Freude am Gelingen. Aber doch auch verbunden mit einem Wissen darum, niemals fertig zu sein, mit einem Wissen um das Stückwerk all unseres Tuns. Zuerst und zuletzt aber auch verbunden mit der festen Überzeugung, daß die ihm vergönnte Zeit Gottes unverdiente Gnade ist.

Unser Psalmwort mündet in die Bitte: ›Laß leuchten dein Antlitz über deinen Knecht; hilf mir durch deine Güte!‹ Sie übersteigt alle irdische und menschliche Zeit, die unserem Leben unwiderruflich gesetzte Grenze und zugleich die uns als kostbares Geschenk anvertraute Zeit. Sie weist uns damit auf das Eigentliche und Letzte: daß Gott sich uns zuwende und annimmt, und seine Gnade leuchte in dem Dunkel unseres Erdendaseins, über allen unseren Wegen und Irrwegen, über allem unserem menschlich –

allzu menschlichem Wesen und dem Stückwerk unseres Tuns, über Krankheit und Tod.

Im Sinne dieser Bitte haben wir jetzt unseren Abschied von Karl Heinrich Bauer vor Gott gebracht und wollen darin zusammenfassen, was wir für den Entschlafenen und für uns, die wir ihm nachblicken, erbitten: Möchte das Licht der Gnade vor allem Ihre Trauer, liebe Angehörige, überstrahlen und unser Gedenken an ihn gesegnet sein. Dies soll darum unser letztes Wort sein: ›Laß leuchten dein Antlitz über deinen Knecht; hilf mir durch deine Güte!‹ Amen.

Prorektor Prof. Dr. Dr. Günter Quadbeck
für die Universität Heidelberg

Die Universität Heidelberg trauert um Karl Heinrich Bauer, der dieser Universität als ordentlicher Professor mehr als fünfunddreißig Jahre angehört hat. Durch sein energisches Eintreten für die Universität und ihre Einrichtungen verstand er es 1945, nicht nur drei Beschlagnahmeversuche seiner Klinik abzuwehren, sondern er erreichte damals als Dekan der Medizinischen Fakultät auch, daß bald nach dem Zusammenbruch der Medizinunterricht in Heidelberg wieder aufgenommen werden konnte.

Am 9. August 1945 stimmte die Militärregierung seiner Wahl zum Rektor zu. Wie er dieses Amt auffaßte, geht aus einem Brief hervor, den er damals an einen Gratulanten richtete: ›Es handelt sich um eine Situation, in der es immer unmittelbar zu handeln, schnell zu handeln gilt und auch in scheinbar aussichtslosen Situationen den Mut nicht sinken zu lassen. Das ist es, was man von einem Chirurgen auch als Rektor erwartet ...‹

Selbstsicherheit und Mut verbunden mit einer bewundernswerten Energie und einer unbeugsamen Rechtlichkeit waren die Eigenschaften, die nicht nur während seines Rektorates, seines zweimaligen Dekanates und seiner sonstigen Tätigkeit in der Selbstverwaltung für sein Tun und Handeln bestimmend waren, sie waren es auch, die für seine Tätigkeit als hervorragender Arzt, Chirurg und begeisterungsfähiger Hochschullehrer seine Tätigkeit an dieser Universität kennzeichneten.

Karl Heinrich Bauer hat dem engeren Senat vier Jahre als Rektor, Prorektor und Wahlsenator angehört. In Anerkennung seiner großen Verdienste um den Wiederaufbau der Universität beschloß der Engere Senat am 19. Juli 1949 seine Ernennung zum Ehrensenator.

Professor Bauer hat eine Vielzahl von Ehrungen und hohen Auszeichnungen erhalten. Die höchste Ehrung für ihn dürfte aber in der Tatsache liegen, daß sein Name und sein Werk unauslöschlich mit der Geschichte der Universität Heidelberg verbunden ist. In Trauer und tiefer Dankbarkeit nimmt die Ruperto Carola Abschied von diesem tapferen Streiter für die Universität.

Wissenschaftsminister Prof. Dr. Helmut Engler
für die Landesregierung Baden-Württemberg

Wir verneigen uns vor dem Toten, der als Arzt seine ganze Kraft den Menschen in diesem Lande gewidmet hat, der uns ein Vorbild an menschlicher Haltung gewesen ist.

Unser aller Mitgefühl gilt Ihnen, verehrte Frau Bauer. Im Namen der Landesregierung von Baden-Württemberg spreche ich Ihnen meine herzliche Anteilnahme aus.

Wir haben mit dem Heimgang von Karl Heinrich Bauer einen schweren Verlust erlitten.

Als begnadeter Arzt hat er tausenden von Patienten durch seine ärztliche, seine chirurgische Kunst Heilung, Besserung der Gesundheit und Verlängerung des Lebens verschafft. Die unübersehbare Zahl seiner Schüler im In- und Ausland zeugt von seinen hervorragenden Fähigkeiten als akademischer Lehrer.

Seine großen Verdienste um das Land sind vor allem durch zwei Marksteine gekennzeichnet.

Mit seiner schon sprichwörtlich gewordenen, bis ins hohe Alter hineinreichenden unerschöpflichen Aktivität und mit der ihm eigenen fränkischen Beharrlichkeit hat er nach dem Zusammenbruch im Jahre 1945 erfolgreich um die Wiedereröffnung der Universität Heidelberg gerungen und dann die Universität als erster Nachkriegsrektor geleitet. Seit dieser Zeit beeinflußte er in ganz besonderem Maße die geistige Haltung der Universität Heidelberg, deren Ehrensenator er war.

Seine nicht zu überbietende Energie und seine persönliche Opferbereitschaft, die gepaart war mit einer leidenschaftlichen ärztlichen Berufsbegeisterung, ließen es auch nach seiner Emeritierung nicht zu, in den gewiß wohlverdienten Ruhestand zu treten. Die ihn kennzeichnende Synthese der Begabung und Fähigkeit zu stiller Forschung und zu lebhaft kraftvoller Organisation ließ ihn die Errichtung des Deutschen Krebsforschungszentrums in Heidelberg betreiben. Die Schaffung dieser Forschungsstätte krönt das Lebenswerk von Karl Heinrich Bauer.

In seiner Rede zur Wiedereröffnung der Universität Heidelberg 1946 hat er gesagt: ›Wissenschaft ist das heilige Feuer des Dranges nach Wahrheit. All unser Streben geht darauf aus, eingeweiht zu sein in die Geheimnisse der Menschen, in die Geheimnisse des Universums, alles immer wieder neu zu prüfen, Neues zu entdecken und die Glückseligkeit der Entdeckung glückhaft zu genießen. Der Drang nach Erkenntnis, der Drang nach Wahrheit ist der Kern des Ganzen‹.

In dieser Abschiedsstunde gilt es für uns, die Erinnerung an den Dahingegangenen in die Verpflichtung und in das Bekenntnis zu den Zielen seines Lebens überzuleiten. Wir neigen uns in Ehrfurcht und Dankbarkeit vor Professor Karl Heinrich Bauer. Sein Andenken wird in den Annalen dieses Landes weiter bestehen wie das Andenken an den liebenswerten Menschen Karl Heinrich Bauer in den Herzen seiner Angehörigen und seiner Freunde.

Der Kranz, den wir niederlegen, ist ein vergänglicher Gruß. Aber es wird bleiben, was uns allen aus dem Herzen kommt: Unser Dank.

Erster Bürgermeister Dr. Karl Korz
für die Stadt Heidelberg

›Civis heidelbergensis sum‹ hat Prof. K. H. Bauer von sich bekannt, als ihm zum 85. Geburtstag die Bürgermedaille der Stadt Heidelberg verliehen worden war. In diesem Bekenntnis faßte er den Dank zusammen, den er der Stadt und ihren Bürgern schuldig zu sein glaubte. Doch dieser Satz hätte auch Gültigkeit gehabt, wenn er nichts anderes hätte ausdrücken wollen als die Tatsache, daß der 87jährige fast die Hälfte seiner Lebenszeit, nämlich 38 1/2 Jahre, in Heidelberg verbracht hat.

Aber das Wirken K. H. Bauers hat diesen 38 1/2 Jahren einen bedeutenden Gehalt gegeben. Er hat sich gern auf Viktor von Scheffel bezogen, um zu verdeutlichen, wie er als junger Student vom Land der Franken nach Alt-Heidelberg kam, um hier das Physikum, die medizinische Vorprüfung, abzulegen. Das war noch in den Jahren vor dem Ersten Weltkrieg. Als dann nach etlichen Stationen seines Werdens und Wirkens an Weihnachten 1942 der Ruf an ihn erging, die Verantwortung für die Chirurgie in Heidelberg zu übernehmen, empfand er dies als Erlösung von den Bedrückungen des damaligen Regimes, die für ihn in Breslau spürbar geworden waren.

Es war ein Kennzeichen für diesen bedeutenden Chirurgen, daß er an den Widerständen wuchs und unter drückenden Lasten nur stärker wurde. So war es ihm vom Schicksal zugedacht, an der Neugestaltung der Universität Heidelberg nach Kriegsende führend teilzuhaben und als erster Rektor Zeichen zu setzen. Aus einer schriftlich fixierten Lebenserinnerung wissen wir, daß es ihm heilig ernst darum war, in die Verpflichtung der Studenten bei der Immatrikulation die Wendung aufgenommen zu sehen: ›meinem Vaterlande dienen‹. Und es hat ihn auch im hohen Alter noch die Tatsache geschmerzt, daß diese Formel, wie er sagte, ›heute nur Hohngelächter auslösen‹ würde.

Als ein großer Könner seines Fachs pflegte K. H. Bauer in vielen Jahren Umgang mit den Großen aus Politik und Geistesleben. Darüber hat er jedoch nicht den Blick für die Nähe, das Alltägliche, das scheinbar Unwichtige verloren: nicht in seiner medizinischen Disziplin und nicht unter uns als Mitbürger. Das Jahr, in dem er die Leitung der Chirurgischen Klinik niederlegte, ist zugleich das Jahr seines Eintritts in den Gemeinderat dieser Stadt. Von 1962 bis 1964 hat er dem Hauptorgan der Bürgerschaft angehört und dort seine Stimme erhoben. Mit der Bürgermedaille ist ihm für dieses mitbürgerliche Engagement gedankt worden.

Der so Geehrte hat in seiner Person immer auch ein Stück des Heidelberger Geisteslebens dokumentiert und damit zu Ruf und Ansehen dieser Stadt nicht unerheblich beigetragen.

Nicht zuletzt verbindet das Deutsche Krebsforschungszentrum seinen Namen mit Heidelberg. Dieses seit 1964 bestehende national und international bedeutsame Forschungsinstitut stellt sein großes, sichtbares Vermächtnis dar.

Wo immer die gereifte Persönlichkeit K. H. Bauers für eine Sache eintrat, geschah dies aus Überzeugung mit der Kraft wohlbedachter Argumente. Er konnte hartnäckig hohen wissenschaftlichen Zielen ebenso nachhängen wie den einfachen, ökonomisch fundierten Erfolgen. Denken und Handeln verknüpften sich bei ihm wechselseitig, ein sprühender Geist ließ ihn zu einem bezwingenden Redner werden.

Mit einem hohen Alter gesegnet, fast ein Jahrhundert überblickend, ist K. H. Bauer aus einem bis zuletzt von Tätigkeit erfüllten Leben geschieden.

Wir betrauern in dieser Stunde eine der großen Persönlichkeiten dieser Stadt. Doch wir empfinden zugleich auch, daß K. H. Bauer nicht von uns gegangen ist, sondern bleibend unter uns sein Beispiel gibt als ›civis heidelbergensis‹.

Prof. Dr. Wilhelm Doerr
für die Deutsche Akademie der Naturforscher Leopoldina
und die Heidelberger Akademie der Wissenschaften

Die im Jahre 1652 gegründete, im Jahre 1672 durch Kaiser Leopold I. zur Reichsakademie erhobene und 1677 als Sacri Romani Imperii Academia Naturae Curiosorum bestätigte

Deutsche Akademie der Naturforscher LEOPOLDINA zu Halle,

die älteste Akademie der Wissenschaften ihrer Art, hat mich durch Ihren Präsidenten, Herrn Prof. Dr. Heinz Bethge, als derzeitigen Adjunctus für Baden beauftragt, in dieser Stunde ihrem ordentlichen Mitglied seit 1952, Herrn Prof. Karl Heinrich Bauer, einen sehr herzlichen Dankesgruß zu entbieten.

Ich darf zugleich im Namen des Präsidenten der ›Heidelberger Akademie der Wissenschaften‹ und des Vorsitzenden der Deutschen Gesellschaft für Pathologie, deren Mitglied der Entschlafene seit 1958 und 1931 gewesen war, sprechen.

Die Leopoldina umfaßt heute mit einem Bestand von mehr als tausend, nach bestimmten Kriterien gewählten Gelehrten die *ganze* zivilisierte Welt. Sie, aber auch die Heidelberger Akademie und die Gesellschaft der Pathologen, sind sehr stolz darauf, daß Karl Heinrich Bauer ihr tätiges Mitglied war. Das schöne Siegel der Leopoldina trägt den Wahlspruch ›Nunquam otiosus‹. In der Tat: Der Entschlafene würde längst ein ›otium cum dignitate‹ verdient haben. Aber in *dem* Alter, in dem sich andere nach einem harten Berufsleben zur Ruhe setzen, nach einem Leben voll von Arbeit, die ihm keine Plage, vielmehr eine Wohltat zu sein schien, begann er, wie Sie wissen, mit der alles krönenden Leistung:

Konzeption, Planung und Verwirklichung *seines,* des *deutschen* Krebsforschungszentrums.

Was den Entschlafenen vor anderen auszeichnete, war die glückliche Vereinigung einer Reihe vortrefflicher Eigenschaften:
Gedankenfülle und Einfallsreichtum,
Fähigkeit zu logisch konsequentem Handeln,
intellektuelle Redlichkeit,
persönlicher Mut und eine unerschöpfliche Ausdauer!

Bauer war ein kraftvoller Mensch: Er verfügte über eine vorzügliche Allgemeinbildung, er war ein Humanist in einem reinen höheren Sinne. Er war ein Meister der Sprache und der wohl hiermit wesensmäßig verbundenen Überzeugungskraft. Er war der Schöpfer vieler ›geflügelter Worte‹.

Er war auch ein dem christlichen Glauben innig verbundener Mensch. Er konnte insoweit demütig und dankbar sein. Er war in *der* Art und Weise, wie er ein von Gesundheitsstörungen leider seit dreißig Jahren niemals freies Leben gemeistert, wie und was sein übermächtiger Verstand und seine geradezu unvorstellbare Willenskraft seinem Körper abgerungen hatten, ohne Beispiel.

Aus seinen wissenschaftlichen Leistungen, – ich spreche ja für gelehrte Gesellschaften –, nenne ich nur drei sehr besondere: Nach dem Ersten Weltkrieg empfing er bei dem Pathologen Ludwig Aschoff in Freiburg eine richtunggebende Prägung. ›Aschoff war mein Schicksal‹, so hörte ich Prof. Bauer immer wieder sagen. In der Fernwirkung der Freiburger Anregungen erkannte der Entschlafene richtig, – er war inzwischen Chirurg in Göttingen geworden –, daß es erbkonstitutionelle Systemerkrankungen, insbesondere des menschlichen Bindegewebes, eine, wie er es nannte, Elektivität der Gen-Wirkung, z. B. eine morphogenetische Elektivität, gäbe. Die Einführung der Erb- und Konstitutionslehre in die Allgemeine Chirurgie im Jahre 1923 war eine epochemachende Leistung, erkannte man doch mit Bauers Hilfe, gleichsam mit einem Schlage, größere Zusammenhänge.

Von hier aus war es ein logischer Schritt, 1926 und 1928, seine Mutationstheorie der Geschwulstentstehung zu veröffentlichen.

Bauers entscheidendes Verdienst war es, das Problem Vererbungslehre und Geschwulstforschung von der wenig ergiebigen Erbgangsforschung auf das damals ganz neue Gebiet der Vererbungs-Zell-Forschung, der Chromosomen- und Gen-Forschung verlagert zu haben. Wenn wir auch mit Goethe meinen, Theorien seien Übereilungen des ungeduldigen Verstandes, so wissen wir doch aus dem überlieferten Gedankenaustausch zwischen Schiller und Goethe – nach einer denkwürdigen Sitzung der naturforschenden Gesellschaft in Jena –, wie kompliziert die Wechselbeziehungen ›zwischen Idee und Erfahrung‹ im Grunde sind. Karl Heinrich Bauer argumentierte dann so, daß er sagte: Die Gene der Körperzellen sind die Träger *auch* der Geschwulsteigenschaften. Von hier aus setzte die systematische Suche nach mutagen wirkenden Zellreizen ein. Die Arbeiten führten wie von selbst auf das weite Feld ›Berufsschäden und Krebs‹, durch dessen Bestellung Bauer zum Wohltäter sehr vieler Menschen wurde.

Wiederum in der logischen Fortführung seiner Überzeugungen konnte Bauer es erreichen, daß noch in der letzten Phase des Zweiten Weltkrieges ein damals in Verbreitung begriffenes, für diagnostische Zwecke brauchbares Röntgenkontrastmittel, das ein Radio-Nuklid, das Thorium, enthielt, aus dem Gebrauche gezogen wurde. Er hat dadurch Tausenden von Verwundeten eine Krebsspäterkrankung 18 bis 20 Jahre nach stattgehabter Thoriumapplikation erspart.

Das Leben des Entschlafenen war in besonderem Maße Mühe und Arbeit. Es war ebenso beschwerlich wie erfolgreich. Es war, wie er mir vor Jahren (10. Februar 1966) schrieb, ›ein Leben in Gottes Hand‹, – denn, so fuhr er fort, ›es war eine Gnade des Himmels, daß ich arbeiten und leben durfte, als ob ich nie krank gewesen wäre‹. Mit dem Dank an den Entschlafenen, mit aller Liebe und Bewunderung verbinden wir den Dank auch an Frau Bauer. Sie, die in der unseligen Zeit des sogenannten Dritten Reiches gelitten hatte, erfreute sich der liebenden Treue des Entschlafenen. Dafür half sie ihm umgekehrt und lebenslang durch Anteil an seinen Arbeiten, durch Förderung und Pflege aller seiner Bemühungen. Ohne sie wäre das Werk, die monumentale Kraftanstrengung der letzten zwanzig Jahre, in denen das Centrum contra cancrum entstehen konnte, nicht gelungen.

Möge Ihnen, liebe Trauerfamilie, die Gewißheit, daß Persönlichkeit und Leistung des Entschlafenen nicht vergessen werden können, diese Tage des erzwungenen Abschieds leichter machen. Karl Heinrich Bauer lenkte gleich *Jason* das nach wissenschaftlichem Neuland steuernde Schiff *Argo* und brachte es in den sicheren Hafen, indem sich nämlich die Bundesregierung seines Krebsforschungszentrums angenommen hat. Wer das Glück hatte, Karl Heinrich Bauer besser kennenlernen zu dürfen, wird durch sein Beispiel verpflichtet sein. Er trägt das Bild des Entschlafenen im eigenen Herzen, und er hält Zwiesprache mit dessen Manen. Der Tod des Meisters stellt keine echte Begrenzung des Wirkens dar. Möchte die Saat auch weiterhin aufgehen und sichtbar in seinem Namen fortwirken.

Prof. Dr. Dietrich Schmähl
für das Deutsche Krebsforschungszentrum

Stellvertretend für die Angehörigen des Deutschen Krebsforschungszentrums erfülle ich die schmerzliche und traurige Pflicht, von Karl Heinrich Bauer Abschied zu nehmen. Es wäre der Persönlichkeit des Toten jedoch unangemessen, sollte dieses Abschiednehmen gleichsam nur einen lokalen Charakter haben, denn Bauer war in seiner Ausstrahlung als Krebsforscher eine internationale Kapazität, so daß ich mein Abschiedsgedenken auch auf die Deutschen Krebsforscher in allen Teilen Deutschlands sowie auf die Krebsforscher in aller Welt ausdehne. Insbesondere übermittle ich auch Abschiedsgrüße der Deutschen Krebsgesellschaft, deren Ehrenmitglied der Verstorbene war.

Bauers bleibende Verdienste in der Krebsforschung lassen sich in vier Punkten umreißen:

Erstens ist die für einen Chirurgen ungewöhnliche theoretische Betrachtung der Krebsentstehung zu nennen, die sich in der von ihm postulierten Mutationstheorie bis heute aktuell und fruchtbar gezeigt hat.

Zweitens sind seine Bemühungen zur Krebsprävention, die sich am wirkungsvollsten in der Warnung der Anwendung des Thorotrasts artikuliert haben, zu erwähnen. Krebsprävention ist bis heute ein ganz aktueller Forschungsgegenstand und hat mehr und mehr auch die Gesundheitspolitiker auf den Plan gerufen. Bauer war schon vor Jahrzehnten ein Vorkämpfer dafür.

Seine dritte hervorstechende und geistig ganz enorme Leistung war das Verfassen des Buches ›Das Krebsproblem‹. Hier wurde in beispielhafter und bis heute nicht wieder erreichter Weise der geglückte Versuch unternommen, in einer weitgespannten Synopsis Ergebnisse der experimentellen und klinischen Krebsforschung gemeinsam darzustellen, um auf diese Weise zu zeigen, wie sehr sich beide Arbeitsrichtungen brauchen und gegenseitig ergänzen müssen. Auch das ist heute wieder und immer noch hoch aktuell. Bauer ist sicher einer der letzten gewesen, der in der Lage war, beide Arbeitsrichtungen zu überschauen.

Die vierte herausragende Tat ist die Gründung und der Ausbau des Deutschen Krebsforschungszentrums, das ohne seine Initiative und stetige Antriebskraft sowie seine permanente Fürsorge nicht in der gegenwärtigen Form existent geworden wäre. Bauer hat damit nicht nur ein Großforschungszentrum begründet, sondern er hat darüber hinaus – um es in der Sprache der Jetztzeit auszudrücken – mehr als tausend Arbeitsplätze geschaffen. Alle Mitarbeiter des Deutschen Krebsforschungszentrums danken ihm für diese Tat. Neben dem Dank sollte jedoch auch die Verpflichtung stehen, nunmehr noch intensiver im Sinne Bauers weiterzuarbeiten.

Es bleibt wenig mehr zu sagen, aber es ist noch viel zu tun.

Präsident Prof. Dr. Edgar Ungeheuer
für die Deutsche Gesellschaft für Chirurgie

Tiefe Trauer und Wehmut empfinden wir mit Ihnen in dieser Stunde und in diesen Tagen. Wenn Sie auch das Unvermeidliche, das sich durch vielerlei Umstände ankündigte, kommen sahen, so ist doch der Schmerz über den unwiderruflichen Verlust, den Sie durch den Tod Ihres lieben Mannes, Ihres lieben Vaters erfahren haben, dadurch nicht minder.

Sicherlich vermag ich in diesem Augenblick nicht durch tröstende Worte Ihr Leid zu mildern, aber Sie sollen doch wissen, daß ich, ja viele von uns einen Lehrer, ein niemals verblassendes Vorbild und einen väterlichen Freund verloren haben, durch dessen Tod nicht nur Ihre Welt, auch die unsrige ärmer und kälter geworden ist.

Es erfüllt uns alle mit Dankbarkeit, und es ist vielleicht auch ein kleiner Trost für Sie, gnädige Frau, und für alle, die in den letzten Tagen um ihn waren, daß ihm die Schärfe und die Disziplin seines Denkens, um die wir ihn so sehr beneideten, bis fast zum Ende seines erfüllten, langen Lebens erhalten blieb.

Karl Heinrich Bauer, von dem wir uns heute und in dieser Stunde in tiefer Ergriffenheit verabschieden, hat einmal gesagt, ›das Wissen vom Sterbenmüssen habe der Mensch aller Klassen, aller Völker, aller Zeiten beantwortet mit dem Glauben an das Fortleben nach dem Tode‹.

Er selbst jedenfalls hat diese Worte des Glaubens gegeben, und wir alle möchten ihm nachfolgen in der Hoffnung und in diesem Glauben.

Noch steht sein Bild lebendig vor uns. Das Bild des hochbegabten, kraftvollen, lebhaften, begeisterungsfähigen, mitreißenden Mannes, des raschen Geistes, des konsequenten Forschers, und als einer seiner vielen Schüler möchte ich hinzufügen, des großen Lehrers und als einer seiner Nachfolger im Amte des Präsidenten der Deutschen Gesellschaft für Chirurgie, kann ich schließlich noch eine weitere bedeutende Eigenschaft nennen, die des umsichtigen Planers und energischen Organisators. Es ist unmöglich, alle Leistungen im einzelnen aufzuführen, die Bauer Weltruhm gebracht haben. Es hat in allen Bereichen und zu allen Zeiten Gestalten gegeben, die als Rufer des Geistes und als prägende Vorbilder gewirkt haben. Oft verwehen solche Spuren, werden solche Taten wieder vergessen. Was aber Karl Heinrich Bauer für die deutsche Chirurgie und darüber hinaus für die deutsche Medizin geleistet hat, ist uns unvergeßlich und wir wollen an unserem Teil dafür sorgen, daß es den künftigen Generationen überliefert wird, daß das Gedächtnis seines Werkes und seiner Person fortdauernd erhalten bleibe.

Karl Heinrich Bauer, 1921 in die Deutsche Gesellschaft für Chirurgie eingetreten, war es, der mit einigen wenigen anderen 1948 bei der mittelrheinischen Chirurgentagung in Freiburg zu dem Beschluß drängte, für das nächste Jahr den ersten deutschen Chirurgenkongreß nach dem Kriege nach Frankfurt einzuberufen. Er selbst hielt dort einen Hauptvortrag über das Thema ›Chemie und Krebs‹. Damit begann die öffentliche Diskussion über die cancerogenen Substanzen in Nahrung und Umwelt. Diese Diskussion wollte er herbeiführen, diese Diskussion hatte er eröffnet, betrieben und bereichert durch immer neue Beiträge. Im gleichen Jahr 1949 erschien auch sein Buch ›Das Krebsproblem‹. Alsbald zeichnete sich ab, daß Bauer in den Kreis derjenigen großen Arztgelehrten eintreten würde, die ihren Lebenszweck zugleich in der Behandlung der Kranken und in der Erschließung neuer wissenschaftlicher Bereiche finden und deren Lebenswerk sich in der Verknüpfung dieser beiden Tätigkeiten vollendet. In seiner Eröffnungsansprache als Präsident auf dem Deutschen Chirurgenkongreß 1952 hat er die Devise formuliert, daß Spezialisierung nötig sei für die Wissenschaft, doch nicht für die tägliche Praxis. Sein Plädoyer für die heißgeliebte Allgemeinchirurgie gipfelte damals in der Forderung, jede bestehende allgemeinchirurgische Klinik zu einem ›föderalistischen‹ System aller chirurgischen Spezialfächer auszubauen, den kleineren Abteilungen aber größere Selbständigkeit einzuräumen, jedoch alle Abteilungen zusammenzuhalten durch das ›eiserne Band der Allgemeinchirurgie‹.

Seine sprühende Rede- und Formulierungskunst war unwiderstehlich. Jedem, der ihm damals zugehört hat, werden sich einzelne Sätze eingeprägt haben wie diese: ›Das unter einem Dach-Prinzip‹ bringt allen Beteiligten Nutzen, jeder lerne von jedem, oder wie der Mahnruf am Ende seiner Rede, der sich sowohl an die Spezialisten, wie an die Allgemeinchirurgen richtete, in der Formulierung des uralten Spruches des Heraklit: ›Aus dem Kriege des Entgegengesetzten entsteht alles Werden‹.

Wie mancher große Arzt, so hatte auch K. H. Bauer ein deutliches Gespür für die politische Situation und die politische Zukunftsperspektive. Medizin und Politik können durchaus eine vorteilhafte Verbindung miteinander eingehen insofern, als das Wesentliche der ärztlichen Erkenntnis, nämlich die Diagnose und die Prognose zugleich auch ein Element, ja ein Fundament des politischen Handelns bilden. So war es sicherlich gut, daß gerade zu Beginn einer unruhigen Zeit, in der die ersten Versuche zu ideologischen Strukturveränderungen im Gesundheitswesen merklich wurden, Bauer zum Präsidenten des 75. Deutschen Chirurgenkongresses 1958, also der Jubiläumsveranstaltung, gewählt wurde. In seinen Erinnerungen über diese Tage schrieb er denn auch, daß sie eine unerwartet große Zahl wichtiger Ereignisse, verbunden mit erheblichen Beanspruchungen, ja sogar einigen dramatischen Zuspitzungen gebracht hätten. Auch damals schon wurde Kritik an der alten Satzung der Gesellschaft laut, aber Bauer erklärte: wichtiger als geschriebene Statuten sind der Geist und der Verstand, der den Ausschuß (Präsidium) und die Gesellschaft bindet und zusammenhält.

Die beiden Kongresse, die er so glänzend geleitet hat, der von 1952 und der von 1958, hatten starke, ja bestimmende Wirkungen für unser gesamtes Fach. Nach mehreren anderen Ehrungen hat ihn das Präsidium der Deutschen Gesellschaft für Chirurgie im Oktober 1960 dafür auch zum Ehrenmitglied gewählt. Unbestreitbar war er über lange Zeit im Präsidium *die* Persönlichkeit, die der Gesellschaft nach innen wie auch nach außen Form und Gestaltung verlieh. Auch nach seiner Emeritierung leistete er im Präsidium wichtige Hilfe bei der Bewältigung immer neu auftretender Spannungsfelder in Wissenschaft und Gesellschaft.

Dem überragenden Arzt, Forscher und Lehrer wurde dann auch in dankbarer Anerkennung für seine Verdienste um die deutsche Chirurgie und wegen seines selbstlosen Einsatzes für das Ansehen und für die Bedeutung unseres Berufsstandes, vor allem aber in Würdigung seiner gesamten Persönlichkeit auf der 80. Tagung unserer Gesellschaft im Jahre 1963 die Ernst von Bergmann-Gedenkmünze in Gold überreicht.

Diesen Dank kann ich heute im Namen der Deutschen Gesellschaft für Chirurgie in Ehrfurcht und Trauer nur nochmals wiederholen, den Dank an den Mann der ersten Stunde, der nach dem Ende des Krieges in einem verwüsteten und ausgelaugten Land eine beispiellose Aufbauarbeit in Klinik und Wissenschaft für unser, auch von ihm so heißgeliebtes Fach Chirurgie vollbrachte. Seine einzigartige Vitalität, seine herzhafte, zupackende und zuversichtliche Wesensart regte nicht nur das Leben in seiner Klinik, sondern auch in der großen Chirurgenfamilie an. Es ist schwer und schmerzlich, ihn entbehren zu müssen, sein geistiges Vermächtnis werden wir hüten und bewahren.

Präsident Prof. Dr. Alfred-Nikolaus Witt
für die Deutsche Gesellschaft für Orthopädie
und Traumatologie

Meine Herren Vorredner haben die fachlichen und organisatorischen Leistungen des Verstorbenen in sehr hervorragender und erschöpfender Weise gewürdigt, so daß es mir erlaubt sei, und gerade als Präsident der Deutschen Gesellschaft für Orthopädie und Traumatologie, einige persönliche und menschliche Worte zu finden.

Ich bin mit beklommenem Gefühl heute nach Heidelberg gekommen, da ich mich erinnere, daß ich es war, der bei meiner ersten Präsidentschaft K. H. Bauer die Ehrenmitgliedschaft unserer Gesellschaft anbieten konnte. Er hat sie spontan und mit Freude angenommen und war seitdem an unserer Entwicklung lebhaft interessiert. Es ist für mich auch beklemmend, daß ich ihm heute die letzten Grüße unserer Gesellschaft und den Dank für seine Treue übermitteln muß mit dem Versprechen, daß er in unserer Gemeinschaft so schnell nicht vergessen wird.

Das Verständnis und Interesse für uns wurde auch gefördert durch die starke menschliche Verbindung, die er zu Weil und Lindemann hatte. Karl Heinrich Bauer hat sich aber auch selbst mit orthopädischen Problemen befaßt. Ich erinnere nur an die transartikuläre Nagelung beim Schenkelhalsbruch, an die Doppelnagelung, an die vereinfachte Krukenbergplastik und die Einsehnenplastik bei der irreparablen Radialislähmung.

Ich persönlich bin ihm ganz besonders dankbar, da er mir als seinem fränkischen Landsmann seit meinen ersten akademischen Schritten sein besonderes Wohlwollen gezeigt hat.

Als ich ihn das letzte Mal besuchte, auf seinen eigenen Wunsch, anläßlich des Geburtstages meines Freundes Linder, war ich zutiefst beeindruckt über die Haltung des funktionsgestörten Mannes.

Energiegeladen wie immer, geistig regsam mit einem Schuß von Ironie, absolut sicher in der Deutung von Problemen und was mich ganz besonders gefesselt hat, er zeigte noch Ziele auf, die er zu verwirklichen trachtete. Diese letzte Stunde mit ihm in seinem Haus hat auch für mich echte Reaktionen erzeugt.

Wenige Tage später erhielt ich von K. H. Bauer einen Brief, in dem er schrieb: ›Wissen Sie, Herr Witt, meine derzeitige Lage, die mich an den Stuhl fesselt, hat auch manches Gute. Ich werde nicht mehr abgelenkt und kann mich dem Wesentlichen widmen‹.

Ich sage dies hier, weil man auch in diesem Satz den Menschen K. H. Bauer so recht erkennen kann und daß er zu dieser Zeit schon über allem stand. Wer in seiner Situation solche Worte findet, verlangt unsere ganze Bewunderung.

Wir verneigen uns in Ehrfurcht mit dem Dank für alles, was er uns gegeben hat.

Karl Heinrich Bauer gehört nicht nur der Chirurgie, er gehört der ganzen Medizin, nicht zuletzt aber den vielen Patienten, denen er geholfen und als Arzt seine ganze Kraft gewidmet hat.

Prof. Dr. Henry Albers
für die Burschenschaft Bubenruthia

Die Erlanger Burschenschaft der Bubenreuther nimmt heute Abschied von einem ihrer Getreuesten. Ihm, dem großen Arzt, galt sie als die Grundlage seines Lebens, und er sagte von ihr, sie sei für ihn ›das unteilbare Ganze‹ gewesen, das aus seinem Leben nicht wegzudenken sei. Zu dessen prägenden Wurzeln gehörte ebenso das fränkische, bäuerliche Elternhaus, die Schule, welche die Freiheit des Universitätslebens vorbereiten half. Im Jahre 1909 trat Karl Heinrich Bauer in die Burschenschaft ein, in eine Gemeinschaft, die sich so wenig identifizieren ließ mit dem gängigen Bild anderer studentischer Korporationen. Es war die Zeit, in der die deutsche Jugendbewegung, im wesentlichen von den Bünden des ›Wandervogel‹ getragen, entstand, in der auch das kennzeichnende Wort von der ›Wandervogel-Burschenschaft‹ entstand. Walter Flex, der Dichter der Jugendbewegung und des Ersten Weltkrieges, war zu jener Zeit der beherrschende Geist in der Burschenschaft; er hat ihrer Ideenwelt im ›Wanderer zwischen beiden Welten‹ unvergänglichen Ausdruck verliehen. Die Leitworte, wie sie im gleichen Sinne 1913 für die Jugendbewegung auf dem Hohen Meißner ausgesprochen wurden: Wahrhaftigkeit, Ehrlichkeit gegen sich selber, innere Reinheit waren fast wichtiger und wesentlicher für das Leben der jungen Bundesbrüder als die bekannten und allzu oft überbetonten Worte des burschenschaftlichen Wahlspruchs ›Freiheit, Ehre, Vaterland‹, die ihre wirkliche Bedeutung erst in der Rückführung auf den alten Wahlspruch der Urburschenschaft fanden, dem das Wort ›Gott‹

voranstand. Ihn führen die Bubenreuther noch heute. Die alte Fahne, die beim Wartburgfest 1817 vorangetragen wurde, kündet es durch ihren Symbolgehalt: das schwarze Seidentuch mit dem weißen Ordenskreuz, das auf ein Lebensprinzip verpflichtete: Glaube, Demut, Gehorsam.

Hier lagen für Karl Heinrich Bauer die Wurzeln jener Kraft, die ihm in der burschenschaftlichen Gemeinschaft die Prägung gaben; ›die Burschenschaft ist eine geistige Arbeitsgemeinschaft‹ – so kennzeichnete Walter Flex ihren Rahmen, den von ihm umschlossenen Inhalt mit der einfachen und so schwer erfüllbaren Forderung des ›Rein bleiben und reif werden‹. Sie lag jenseits allen nationalen Überschwangs.

In dieser Zeit entstand für ihn die Maxime seines Handelns; die Worte des Protagoras ›Der Mensch ist das Maß aller Dinge‹ waren ihm der Inbegriff seines Arzttums, kennzeichnend für seine Entwicklung und letztlich für das Selbstbewußtsein, ohne das vor allem der Chirurg nicht zu denken ist. Fordernd und begrenzend, mitfühlend und verstehend, manchmal entschuldigend, wenn es Schwächen und Fehlhandlungen der engeren Umgebung zu korrigieren oder zu übersehen galt. In Göttingen, in der Chirurgischen Klinik des verehrten Lehrers und Bundesbruders Rudolf Stich, fand er einen Kreis Gleichgesinnter, denen er die hohen Ansprüche, die dort an Leistungen und Ausbildungsziel gestellt wurden, erfüllen half. Schon damals stand das Krebs-Problem im Mittelpunkt seiner Gedanken; mit der ihm eigenen Vitalität wußte er die Jüngeren anzuregen und zu begeistern, die eigenen Grenzen dabei wohl erkennend. Für mich selber lag die erste Begegnung mit ihm in dieser Göttinger Atmosphäre, die jeden in ihren Bann zog, der die Gemeinschaft dieser beiden großen Ärzte, Rudolf Stich und Karl Heinrich Bauer, erleben durfte.

Schwere Zeiten blieben ihm nicht erspart, er konnte sich auf einen engen Kreis von Bundesbrüdern stützen, der ihm zur Seite stand. Zu ihnen gehörte sein Schüler und späterer engster Mitarbeiter Rudolf Geißendörfer, dessen vorbehaltlose Treue und Freundschaft er im vertrauten Kreise immer wieder dankbar bekannte. Der Dank war gegenseitig, der erfahrene Arzt und

Forscher gab sein Wissen, seine Menschlichkeit weiter, und der Jüngere ergriff die ihm gebotene Hand; aus dem Miteinander erwuchs das Füreinander, das Füreinander-leben, Füreinanderdasein. Wohl nur wenige wußten von der Nähe dieser Freundschaft. In dieser Stunde und an diesem Ort sollte ihrer gedacht werden, denn sie gehörte über den Tod des zu früh verstorbenen Schülers hinaus zum Wesen des Lebensbildes von Karl Heinrich Bauer. Er war für viele Lehrer und Leiter, für sie wird nachher sein Schüler und Nachfolger auf dem Heidelberger Lehrstuhl das Wort ergreifen. Ein großer Kreis hat sich in einem erfüllten Leben um ihn gesammelt, und es gelten für diesen seine eigenen Worte:

Ergreifen kann nur, wer selbst ergriffen ist.

Wir Bubenreuther nehmen Abschied von einem Großen seiner Wissenschaft, von dem bewährten Freund und Bruder. Wir neigen uns an seiner Bahre in Ehrfurcht und Dankbarkeit.

Prof. Dr. Dres. h.c. Fritz Linder
für alle Freunde und Schüler

Lieber Bauer, im Namen Deiner Freunde und Schüler, die Dich ein gutes Stück Deines Lebensweges begleitet haben, grüße ich Dich zum letzten Mal. Unter den mir noch bekannten Freunden, möchte ich einmal den Historiker Rassow in Breslau erwähnen, mit dem Du begierig auf langen Spaziergängen an der Oder oder im Scheitniger Park Geschichte von Karl V. bis in die damals neueste Zeit des beginnenden Zweiten Weltkriegs diskutiert hast. Selbstverständlich war es für Dich und Deine liebe Frau Inge klar, Prof. Rassow mit seiner Familie nach dem Verlust ihres Hauses durch Bomben für längere Zeit in Deinem Heidelberger Haus aufzunehmen.

Dann kommt der Titan Karl Jaspers, der mit Dir zusammen nach dem Kriege in rückhaltloser Bewunderung Deiner Aktivität die Medizinische Fakultät und die Universität wieder eröffnete. Eines Deiner letzten Werke auf dem tödlichen Krankenlager war die Zusammenstellung eines dicken Faszikels, der Deinen Briefwechsel mit diesem großen Philosophen enthielt und für die Nachwelt ein ungewöhnliches Zeitdokument werden dürfte.

Schließlich gehört aber auch der bekannte Kreis in ›Alt-Hendesse‹ zu jenen Vertrauten, die meist Alt-Rektoren waren und von denen ich hier nur Siegfried Reicke, Fritz Ernst, Karl Freudenberg, Wilhelm Gallas, Günther Bornkamm, Karl Engisch, Paul Bokelmann, Wilhelm Doerr und Hans Schneider nennen möchte. Ihr regelmäßiges Zusammentreffen am Samstagnachmittag hast Du selten versäumt und dieser interfakultativen

Institution so etwas wie die Funktion eines sehr effizienten kleinen Senats gegeben.

Unter Deinen Schülern, die nicht mehr unter uns sind, standen Dir Deine Oberärzte und Professoren Geißendörfer und Kindler besonders nahe. Ihnen hattest Du Dich ruhig anvertraut, als Du vor über dreißig Jahren zum ersten Mal während Deiner Rektorats-Zeit von jener heimtückischen Krankheit überfallen wurdest, der Dein Lebenswerk galt und die durch eine Operation bis zum Lebensende vollständig geheilt werden konnte.

Nun – für die große Zahl Deiner Schüler (5 Ordinarien und über 50 Chefärzte) war die glänzende operative Technik ein besonderer Anziehungspunkt. Mit der Dir eigenen Formulierungskraft bzw. -kunst sagtest Du: ›Auf Deutschlands hohen Schulen bekommt man seine Vorgesetzten nicht vor-ge-setzt. Man wählt seinen Lehrer selber nach innerer Affinität und Ideal, aber man hält ihm auch die Treue bis ans Ende der Tage – gerade wenn er ein harter Lehrer war.‹

Großartig war die Kombination von Technik mit wahrem Arzttum, die in einem anderen Bauerschen Aphorismus mit den Worten gipfelte: ›Ist Wissenschaft der Fels, auf den wir bauen, so ist Humanitas der Stern, nach dem wir greifen‹.

Man erkennt daraus – wie einst bei Schmiedeberg – sein Bekenntnis zur Naturwissenschaftlichen Medizin in Verbindung mit einer warmherzigen Persönlichkeit, die aus der Ferne zu erkennen gar nicht immer so leicht war.

Diese wenigen Beispiele lassen verstehen, daß auch Deine Tätigkeit als Akademischer Lehrer bei Deinen Studenten von durchschlagender Wirkung sein mußte. Kaum einer verließ Deinen Hörsaal, ohne den wenigstens temporär ernsthaften Wunsch zum Erwerb des Facharztes für Chirurgie zu verspüren. Hiervon wurde auch so mancher nicht abgeschreckt, der als Staatsexamens-Termin eine Zeit nach 23.00 Uhr in Deiner Wohnung erhielt.

Bis dahin hatte dann der nimmermüde Meister wieder einen guten Teil seiner so fruchtbaren schriftstellerischen Tätigkeit erledigt und verteilte nach guter Note zu gerechten Teilen den französischen Champagner.

Zum Schluß danken wir Schüler noch einmal diesem menschlichen und ärztlichen Vorbild für alles, was wir von ihm empfangen haben und wollen über das Grab hinaus der Feststellung eingedenk sein, daß, wenn immer ein Chirurg operiert, sein Lehrer ihm stets über die ›Schulter schaut‹. Hab' Dank, lieber Bauer.

Prof. Dr. Dres. h.c. Fritz Linder
Curriculum vitae

Mit K. H. Bauer, der am 7. Juli 1978 im 88. Lebensjahr verstorben ist, hat die deutsche Medizin den hervorstechendsten Vertreter unserer klinischen Krebsforschung verloren, der auch über die Grenzen Deutschlands hinweg höchstes Ansehen erworben hat. Seine einmalige und glückliche Verbindung von Geist und Tat (F. Ernst) ermöglichte in der Geschwulstheilkunde drei tragende Fundamente von experimenteller, theoretischer und klinischer Krebsforschung (exogene Krebsnoxen, Lebensmittelgesetze, Mutationstheorie oder das monumentale Werk über ›Das Krebsproblem‹). Weiterhin war es die von ihm geübte operative und medikamentöse Krebstherapie, die sich besonders mit dem Rektum-Carcinom oder der hormonalen ablativen Behandlung beim fortgeschrittenen Mamma-Carcinom durch Ovariektomie oder Hypophysen-Ausschaltung mit Radiogold segensreich beschäftigte. Die Krönung seines Lebenswerks dürfte schließlich die glänzende Errichtung des DKFZ sein, das mit über tausend Mitarbeitern zu den hervorragendsten Forschungsstätten seiner Art in der Welt zählt.

Mit Befriedigung konnte er feststellen, daß seine zahlreichen Schüler hier und andernorts durch seinen Impetus ihre eigene Tätigkeit ebenfalls in großem Maße der Krebsbehandlung widmeten. Über den Onkologischen Arbeitskreis (1966), die Entwürfe der standardisierten Therapie der verschiedensten Organ-Tumoren oder ein klinikeigenes Tumor-Register mit 14000 Namen wurde so neben dem operativen Alltag maßgebend an der Zusammenführung des DKFZ und der Heidelberger Kliniken zu einem Tumor-Zentrum gearbeitet. Dessen Konzeption fand bis zuletzt die beratende und interessierte Stimme K. H. Bauers.

Doch nun zurück auf dem Lebensbogen. Am 26. September 1890 wurde er als Sohn eines fränkischen Bauerngeschlechts geboren, dessen stolzer Hof in Schwärzdorf noch heute im Besitz der Familie ist. Nach humanistischer Schulbildung studierte er in Erlangen, Heidelberg (Physikum), München und Würzburg (Promotion) Medizin und nahm am Ersten Weltkrieg vier Jahre lang als Truppenarzt in vorderster Linie (Verwundung bei Verdun) teil. Nach einer Lehrzeit bei dem Pathologen Aschoff, die den Grund legte für seine weittragende konstitutionsbiologische Pioniertätigkeit, trat er in die Göttinger Klinik von Stich ein, an der er 1923 habilitiert und 1927 zum a.o. Professor ernannt wurde. Anfang 1933 übernahm er als Nachfolger von Küttner die traditionsreiche Breslauer Klinik und wurde 1943 trotz der gegen ihn gerichteten politischen Konstellation nach dem Tode Martin Kirschners auf den repräsentativen Heidelberger Lehrstuhl berufen. Sein dortiges Wirken kam auch neben seiner chirurgischen Tätigkeit der ganzen Universität zugute. Als tatkräftiger Rektor gelang es ihm, daß vielen Widerständen zum Trotz bereits am 15. August 1945 die gesamte Ruperto Carola als erste deutsche Hochschule wieder eröffnet werden konnte. Hierdurch wurde unzähligen Kriegsheimkehrern aus den Kreisen der Studenten und akademischen Lehrer schnell wieder ein neuer Lebensinhalt gegeben. Weitere Früchte seiner Bemühungen waren die Gründung des Heidelberger ›Collegium Academicum‹ sowie mit Hilfe der Rockefeller-Stiftung die Errichtung der Heidelberger Schwesternschule, die seitdem in Deutschland auf Universitätsebene bis auf den heutigen Tag eine Lücke in der gehobenen Krankenpflege-Ausbildung geschlossen hat.

Das schriftstellerische Werk K. H. Bauers ist schon äußerlich monumental. Umfaßt es doch mehr als 300 Einzelpublikationen sowie 15 Bücher und Monographien. Alle lassen ein spezifisches Talent mustergültiger Darstellungskunst erkennen, das schlechthin seinen persönlichen Stil in Wort oder Schrift seitdem immer wieder als beispielhaft anerkennen ließ. Besonders gelungen ist das gemeinsam mit seinem Lehrer Stich verfaßte ›Lehrbuch der Chirurgie‹, das mit seiner 18./19. Auflage eine wirkliche Übersicht aus einem Guß über den letzten Stand seines Faches gibt. Seinen universalen Geist verrät seine Bearbeitung über ›Das Krebsproblem‹, das wie kein anderes Buch der Weltliteratur die humanmedizinische Seite der Tumoren umfassend darstellt. Erwähnenswert sind weiterhin erbbiologische Abhandlungen über genetische Schäden der Stützgewebe, oder der Osteogenesis imperfecta als einer gen-bedingten Erkrankung des Mesenchyms. Untersuchungen über die Hämophilie (1922) und die erste erfolgreiche Hauttransplantation bei einem eineiigen Zwillingspaar (1927) lagen auf der gleichen Linie. Auch in der Gliedmaßen-Chirurgie war – wie in allen seinen Arbeitsgebieten – sein Grundprinzip, mit kleinstmöglichem operativem Aufwand den individuell größtmöglichen funktionellen Erfolg zu erzielen. Musterbeispiele dieser Denkungsart waren seine Doppelbolzung der Schenkelhalsfrakturen, seine vereinfachte Perthesplastik bei irreparabler Radialis-Lähmung, seine Modifikation des Krukenberg-Greifarms, seine Verlängerungs- bzw. Verkürzungs-Osteotomien des Oberschenkels und manches mehr.

Daß in der Unfallmedizin die ärztliche Verantwortung bereits bei der Verhütung beginnen müßte, war ihm höchste innere Verpflichtung. Seine Analyse des Verkehrsunfalls ermöglichte es ihm, anhand der großen Heidelberger Zahl – 1952 bis 1958 wurden allein fast 5000 Verkehrsunfall-Opfer stationär behandelt – ärztlich begründete Verhütungsmaßnahmen zu fordern und in den zuständigen Gremien bis in den Bundestag und die Ministerien hinein leidenschaftlich zu vertreten. Die Entschärfung der Straßenkreuzungen, der Schutz des Motorradfahrers durch Sturzhelm und Kniekappe sowie die Herabsetzung der Höchstgeschwindigkeit in geschlossenen Ortschaften waren seine Empfehlungen, deren Erfolge in der Folgezeit auch als statistisch signifikant angesprochen werden konnten. Schließlich dürfen auch seine eindeutigen Stellungnahmen zu den Rechtsfragen unseres Faches – zusammen mit E. Schmidt und K. Engisch –

(Aufklärungspflicht, Krebsprozesse usw.) nicht vergessen werden, in denen sein kämpferischer Geist zusammen mit scharfer Pointierung sich bis in die jüngste Zeit bewährte.

Äußere Ehrungen konnten nicht ausbleiben. Zweimal war K. H. Bauer Präsident der Deutschen Gesellschaft für Chirurgie, die ihn mit ihrer Ehrenmitgliedschaft und der von Bergmann-Medaille auszeichnete. 1958 leitete er die 100. Tagung der Gesellschaft Deutscher Naturforscher und Ärzte. Die Bundesrepublik verlieh ihm 1970 Schulterband und Stern zum Verdienstkreuz. Zahlreiche in- und ausländische Fachgesellschaften trugen ihm die Ehrenmitgliedschaft an. Die Fakultäten Heidelberg, Kiel und Graz ernannten ihn zum Ehrendoktor.

Ein tätiges Leben ist jetzt zu Ende gegangen. Schon einmal – während seiner Amtszeit als Gründungsrektor der Ruperto Carola nach dem Zweiten Weltkrieg – wurde K. H. Bauer von der Krankheit befallen, deren theoretischer Ergründung und praktisch-klinischer Bekämpfung seine ganze Lebensarbeit in erster Linie gewidmet war. Mit beispielhafter Energie überwand er sein erstes Leiden völlig und setzte seine Arbeit mit den obengenannten Schwerpunkten ungemindert und erfolgreich fort. Vor einiger Zeit überfiel ihn erneut eine heimtückische Erkrankung, die er wiederum in bewundernswerter Weise ertrug, ohne seinen vielstündigen Arbeitstag einzuschränken. Zahllose Sitzungen wissenschaftlicher und administrativer Art fanden nun nicht mehr in seinen Diensträumen innerhalb des DKFZ, sondern im Arbeitszimmer seines Hauses statt, in dem sein sprühender Geist alle Teilnehmer immer wieder faszinierte. Bis zuletzt war sein Tonbandgerät sein ständiger Begleiter und vermittelte seinen Gedankenflug in alle Welt. Erst kurz vor dem Ende galt auch für ihn der aus seinen ›Aphorismen‹ (Springer, 1972) stammende Ausspruch: ›Ärzte sollen das Leben verlängern, aber nicht das Sterben‹.

Die Deutsche Chirurgie und die Klinische Onkologie haben einen ihrer prominentesten Vertreter verloren, der ein international anerkanntes Symbol einer wissenschaftlichen und humanitären Persönlichkeit darstellte. Auch die Universität Heidelberg ist ärmer geworden.

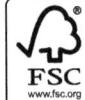

MIX
Papier aus verantwortungsvollen Quellen
Paper from responsible sources
FSC® C105338

If you have any concerns about our products,
you can contact us on
ProductSafety@springernature.com

In case Publisher is established outside the EU,
the EU authorized representative is:
**Springer Nature Customer Service Center GmbH
Europaplatz 3, 69115 Heidelberg, Germany**

Printed by Libri Plureos GmbH
in Hamburg, Germany